U0196094

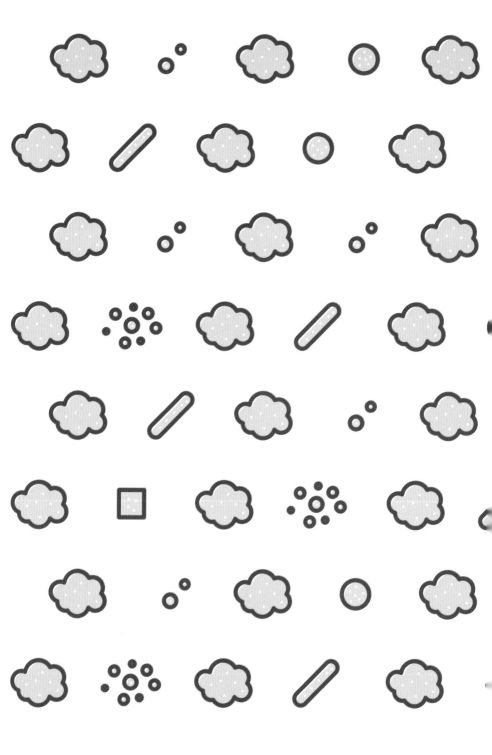

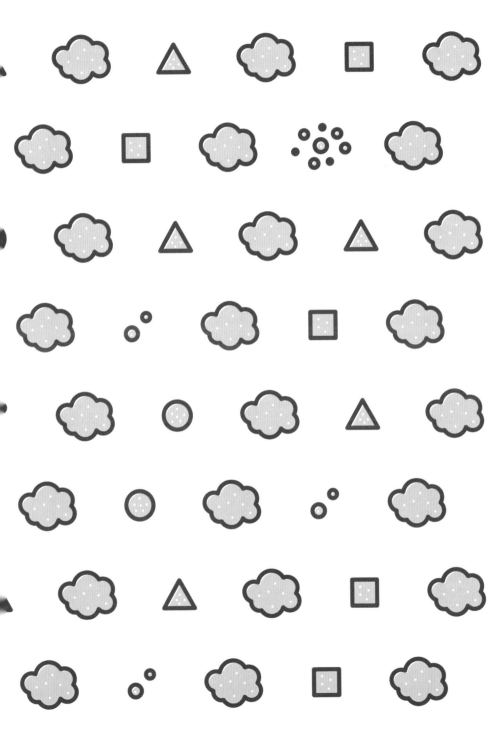

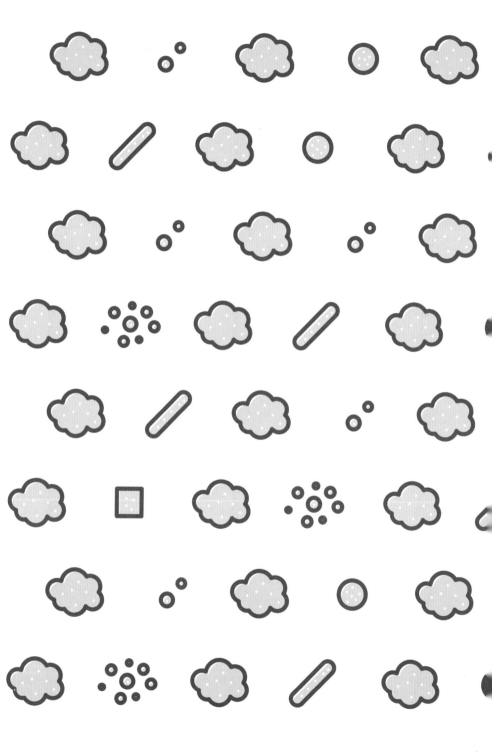

彭炜然 著

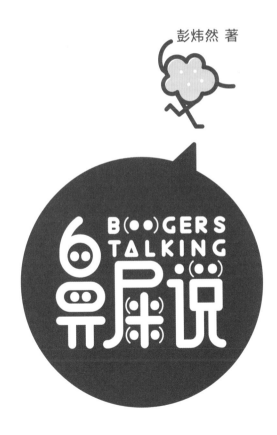

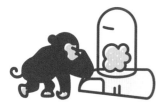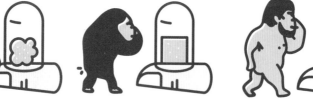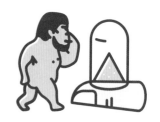

挖鼻屎的进化……

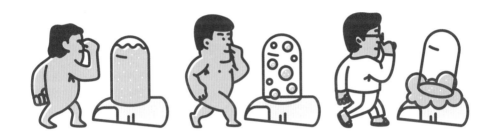

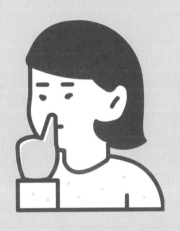

前言
INTRODUCTION

关于鼻屎……

绝大多数人都挖过,但没几个人会承认。

在我们的一生当中,至少有这么一次,会注视着这种
黏黏的或者硬硬的小东西,陷入沉思——

而这个刚刚才被从鼻孔中掏出来的战利品,正懒洋
洋地栖息在指尖。

不要否认了,大家都知道。这是一个所有人都心照不
宣的秘密……

挖鼻屎这件事……

鼻孔的大小正好能插进去一根手指。

从进化的角度来看，这样的构造更方便我
们挖鼻屎。

在不同社会阶级之间没有什么差别，挖鼻
屎是所有人真正团结一致的行为。

本书带你走进真实的鼻屎世界。

所以在这里，挖鼻屎不再是一件令人羞涩
的事情……

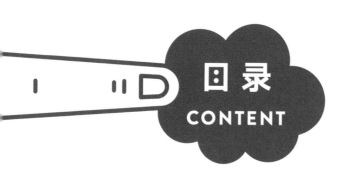

目录
CONTENT

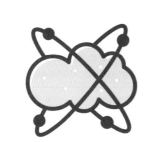
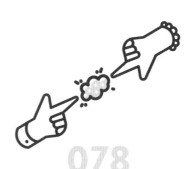

(●●●)

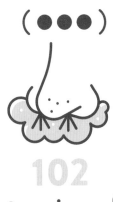

102

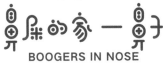

BOOGERS IN NOSE

(●●●●)

112

生肖鼻屎达人
BOOGER MASTERS OF
TWELVE ZODIAC

(●●●●●)

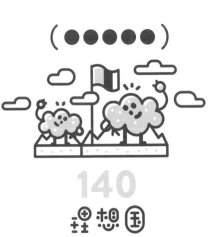

140

UTOPIA

(●●●●●●)

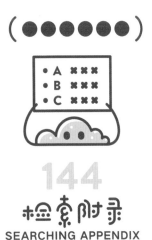

144

检索附录
SEARCHING APPENDIX

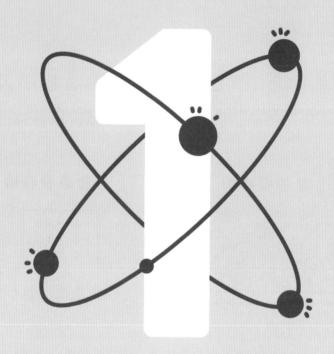

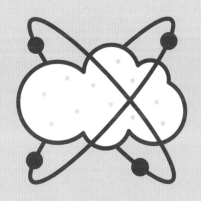

鼻屎科普
BOOGER SCIENCE

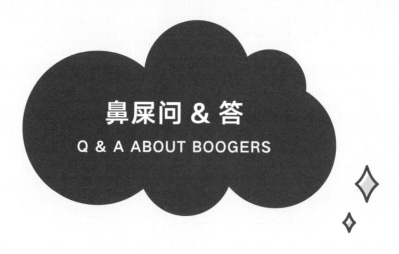

鼻屎问 & 答

Q & A ABOUT BOOGERS

你挖了鼻屎, 却不知道鼻屎是什么, 鼻屎的本体是什么, 你吃下去了的鼻屎该不该通过你的食道进入你的胃里 ……

这些问题都是由挖鼻屎界资深的网友、关于鼻屎的专业或医学文献, 以及医院的耳鼻喉科医生解答的。各种各样的问题在这里都可以得到答案, 让你更了解自己的身体。

Q1. 鼻屎是什么?

A1. 　　鼻孔入口的位置有一些毛囊,平时会分泌一些液体分泌物用以润滑及保护鼻子内部。一个成年人的鼻子每天要分泌 1500—1800 毫升的液体来保证整个鼻腔的湿润,这就是鼻涕,鼻涕干燥之后就形成鼻屎。

　　鼻屎这种东西,好像在医学里还没有一个比较通俗的术语。但是在国外有一个专门的英文单词来描述挖鼻孔强迫症这种行为: Rhinotillexomania。

RHINO

鼻子

TILLEXO

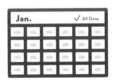

习惯性挖

MANIA

狂热

Q2. 鼻屎的成分是什么?

A2.　　　鼻涕的主要成分有水份、无机盐、少量糖、脂肪、溶菌酶、蛋白质、少量脱落的黏膜细胞及吸附的灰尘和空气中的化学物质等, 除此之外, 再结合鼻毛、鼻腔死皮、细菌而形成鼻屎。

　　　无机盐是存在于体内的食物中的矿物质营养素; 蛋白质、溶菌酶等也对身体有益; 黏膜跟掉落的头皮屑差不多, 鼻腔死皮类似于角质。

　　　除此之外, 鼻腔内还会含有很多微生物。这些微生物平时定植于鼻黏膜上, 并不致病, 但当人体抵抗力下降的时候, 它们就有可能趁虚而入, 引起疾病。

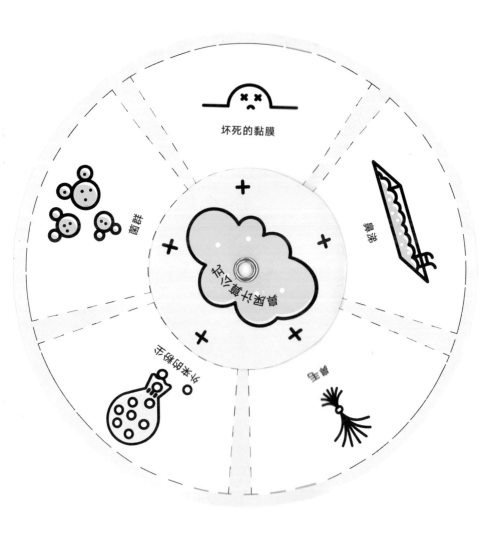

坏死的黏膜

菌群

病毒

外来的尘粒

灰尘

留在鼻腔内的空气

Q3. 鼻屎，是咸的？

A3. 　　鼻腔分泌的黏液主要由黏液素和无机盐组成，而后者的主要成分是钾和钠，它们的味道尝起来是咸的，所以，我们的鼻屎也是咸的。

　　但也有细心的人发现，其中还包含糖分，会不会是亦甜亦咸，犹如西红柿炒蛋般咸甜均备，也犹如炒蛋般弹性劲道。

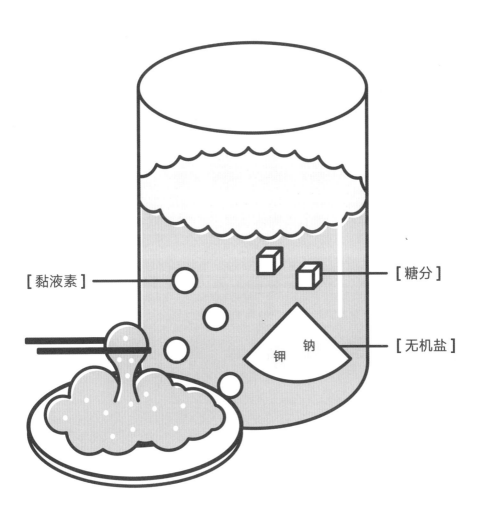

[黏液素]

[糖分]

钠

钾

[无机盐]

Q4. 鼻屎中能否检测出 DNA？

A4.

如果能检测出，那么是不是又多了一种从犯罪现场提取 DNA 的方式？理论上来说是可以的。

鼻屎中有旧的鼻黏膜，也就是说有鼻黏膜上皮细胞（即便是死的），那么就可以检测上皮细胞中的 DNA。

但应注意的是，鼻屎中的杂质太多，还有灰尘、各种微生物，特别是那些微生物会对 DNA 检测造成很大影响。

鼻屎 DNA 证据袋

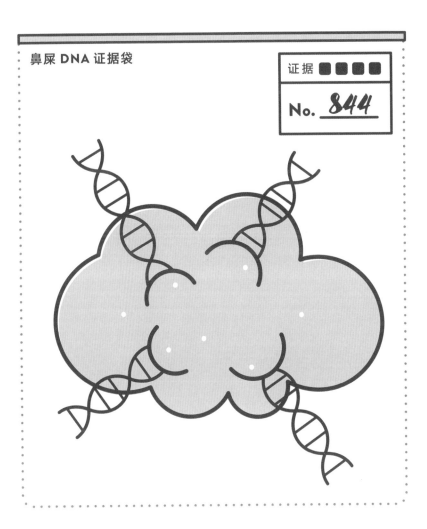

Q5. 鼻屎与季节有什么关系？

A5.

春季:

人体于春季新陈代谢加快,鼻腔内分泌物循环加快,鼻屎相对少一些。

夏季:

人体于夏季湿度最高,潮湿的鼻腔内分泌物增多,但不易形成鼻屎。

秋季:

人体于秋季渐渐变得干燥,尤其换季时更容易生病感冒,鼻涕增多,鼻屎增多。

冬季:

人体于冬季最为干燥,体内十分干燥,鼻屎最为多。

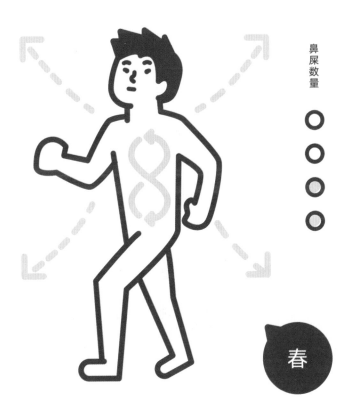

鼻屎数量

春

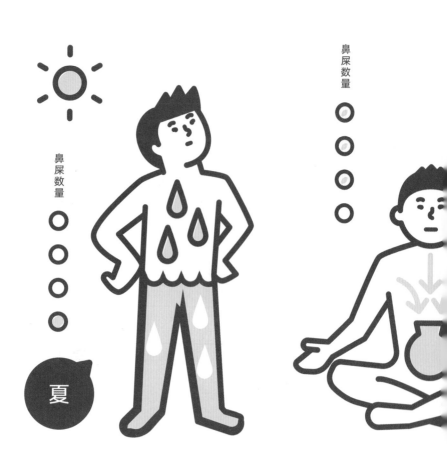

鼻屎数量

鼻屎数量

夏

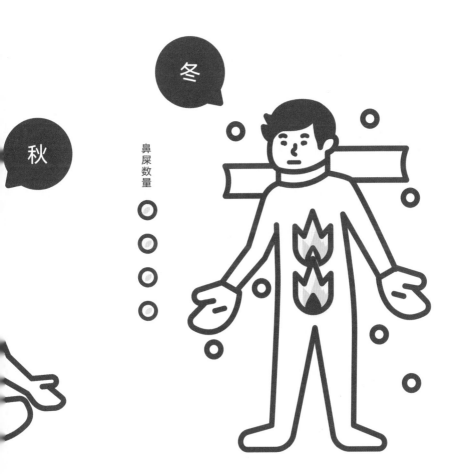

Q6. 吃鼻屎对身体好不好？

A6. 从医生角度出发：

　　吃掉自己的鼻屎有利于增强免疫力，鼻腔在免疫系统中有过滤功能，空气经过鼻腔进入肺部，大量细菌留在鼻屎中，如果吃掉这些带有细菌的鼻屎，并让小肠吸收，其功效就像药物一样，可以增强人体尤其儿童的免疫力。

A6. 从科学家角度出发：

　　鼻黏膜和肠黏膜内富含各种免疫细胞，鼻屎内的微生物无论要起到免疫调理还是促进免疫功能的作用，都必须与这些免疫细胞接触才行。吃到肚子里还要经过胃酸的考验，若真要发挥免疫作用，还不如直接留在鼻子里的效果更好。

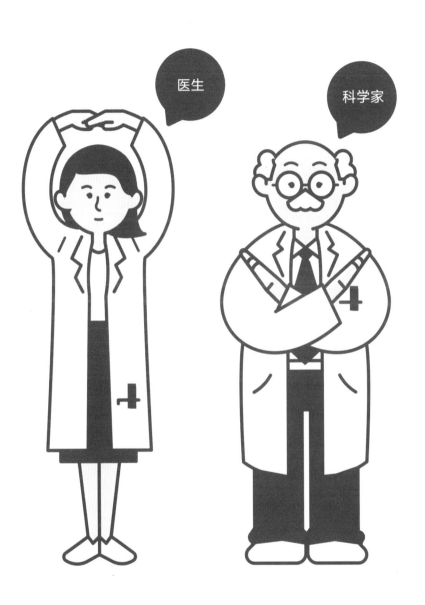

Q7. **挖鼻屎会不会戳到大脑致死？**

A7. 以颅底不同部位为基准，鼻孔到大脑的距离在6—11厘米之间不等。顺着鼻孔直接往上走会更近些。假设从鼻腔边缘开始算起，直到两眼之间，大约是6—7厘米长。再往后一直到蝶窦背部，那大约会是11—12厘米。所以手指是绝对不会戳到大脑致死的。

但是筷子就不一定了。如果用筷子对准颅底上最薄弱的部位，其实不用花太大的力气就能戳穿。

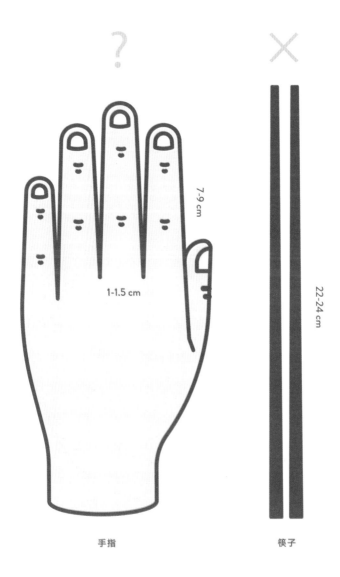

?

×

7-9 cm

1-1.5 cm

22-24 cm

手指

筷子

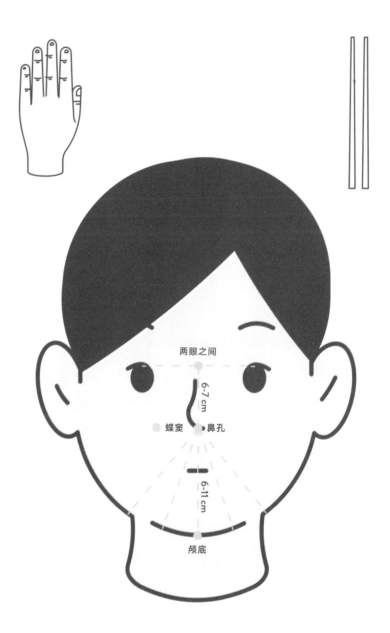

两眼之间

6-7 cm

蝶窦　　鼻孔

6-11 cm

颅底

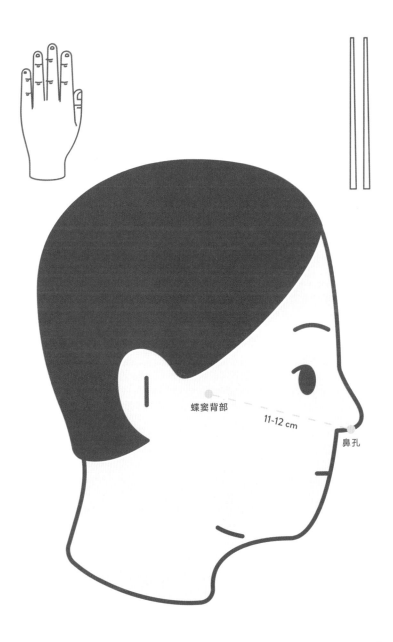

蝶窦背部

11-12 cm

鼻孔

Q8. 为什么睡觉时会不自觉挖鼻屎？

A8. 　　这里的不自觉指的是：人在一种半睡半醒状态，知道自己在干什么，但没有进行思考或者有意控制。

　　在大多数人的意识形态中，挖鼻屎是一件非常不卫生不文明的行为，所以在白天鼻子痒或者有挖鼻屎欲望的时候，往往会选择克制。

　　挖鼻屎算是本能，在不同社会阶层之间没有什么差别，挖鼻屎是所有人真正团结一致的行为。

　　所以，当晚上睡意朦胧时，就会遵从本心，误入鼻孔深处……

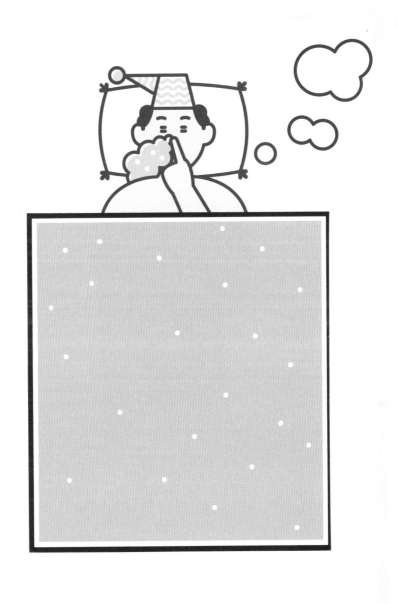

Q9. 挖鼻屎会导致鼻孔变大吗？

A9.　　　　正常情况下不会影响鼻孔大小。挖鼻屎这个动作本身不会使鼻孔变形。鼻孔的型号大小自打发育完全后就固定了，不会受挖鼻屎这个动作的外力影响。

　　　　当鼻子出现一些炎症时，倒是可能短期内轻微变大，炎症消退后即可恢复正常。

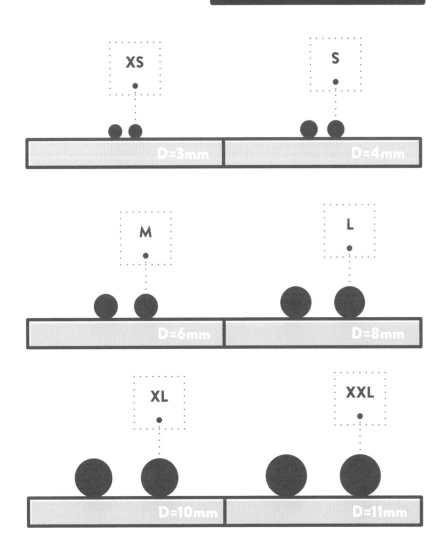

Q10. 不能吃，不能挖，怎么办？

A10. 　　公众较为接受的方式是擤鼻涕，但洗鼻孔的习惯好多人并不知道。鼻子位于呼吸道的最前端，也是很容易被污染的位置，一些颗粒物易入难出，因此，鼻孔的保洁非常重要。专家建议，如果在每天早晚洗脸时用水清洗一下鼻子，不仅可以防止鼻孔干燥、发痒，而且可以保护鼻子。

步骤：
　　用食指的指腹清洗鼻孔内上部位，用无名指的指腹清洗下部位，帮助小孩洗时则用小指操作较方便，每次清洗最好是用流动的水。

扫我
有惊喜

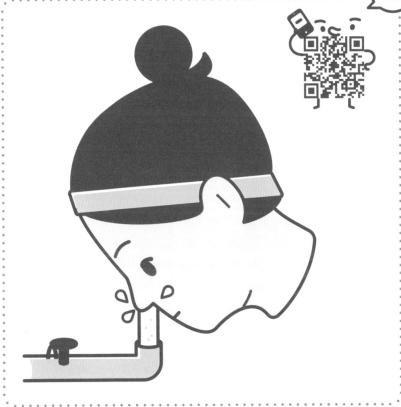

每日早晚

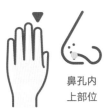

鼻孔内
下部位

鼻孔内
上部位

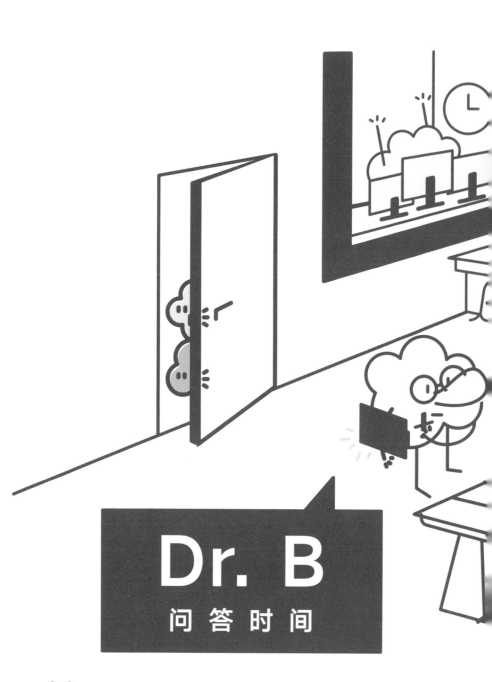

Dr. B
问答时间

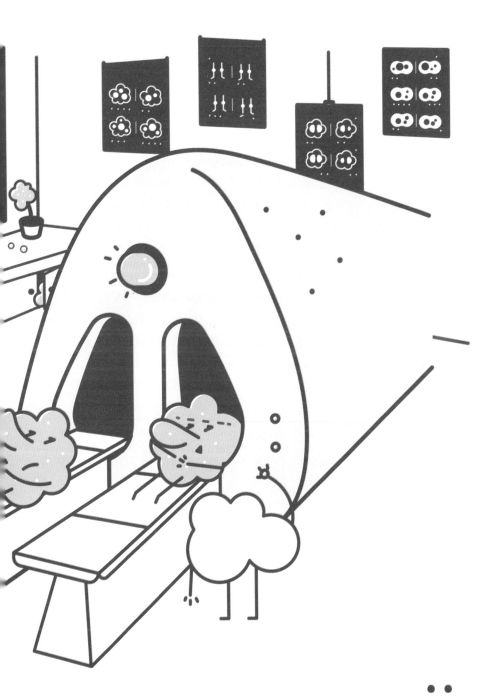

Q11.

鼻孔越脏越好，说法对吗？

很明显，这是错误的。

鼻腔需要通畅，干净，才对人体的健康最好。但是不少人对于"干净"存在理解上的误区，认为鼻毛也算是干净、美观的一大阻碍。实际上，鼻毛在我们的鼻腔中有着举足轻重的作用。鼻毛不但可以有效地阻挡空气中的灰尘、细菌、大型颗粒物等，使人体得以吸入过滤了的干净空气，还可以保持鼻黏膜的温度。

A11.

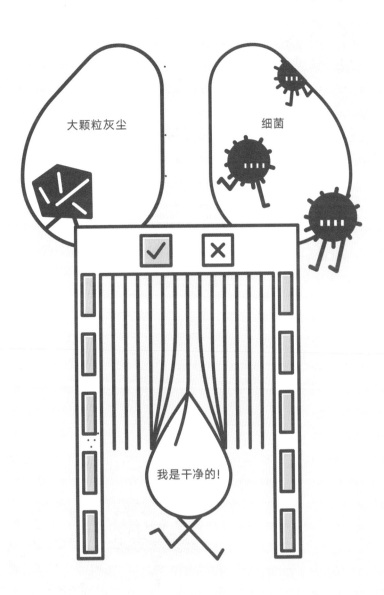

Q12.

健康的鼻屎是什么样子的?

呼吸道及鼻腔健康的人一般是没有鼻屎的。如果有,也是少量的,不浓厚,并且是清淡的颜色。

如果想要拥有健康的鼻腔,拥有健康的鼻屎,应当注意保暖,适量运动,少食过辣过咸的食物。

A12.

Q13.

多久清理一次鼻屎最好？

呼吸道及鼻腔健康的人，是不需要主动清理的。鼻腔黏膜表面有蠕动的纤毛，可以帮助清除鼻腔的分泌物。

A13.

Q14.

鼻屎如何反映出我们身体的健康状况的？

如果是过敏性鼻炎，鼻腔流清水样分泌物。

如果是慢性鼻炎，鼻腔内分泌物呈脓性。

如果是鼻窦炎，则有黄色的脓性分泌物，
严重的还有腥臭味。

如果是鼻腔鼻窦肿瘤，则伴有血性的分泌物。

A14.

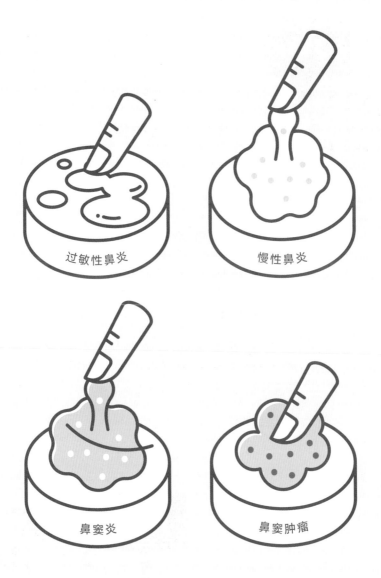

过敏性鼻炎

慢性鼻炎

鼻窦炎

鼻窦肿瘤

Q15.

鼻涕可以抗菌吗？

理论上是可以的。

鼻涕里面含有3%的黏蛋白，这种物质有很神奇的抗菌功效。但是有人说"鼻涕可以作为某些医疗器械表面的清洁涂层"是不准确的。因为黏蛋白虽然有一定的抗菌作用，但医疗器械表面需要严格的无菌消毒。

A15.

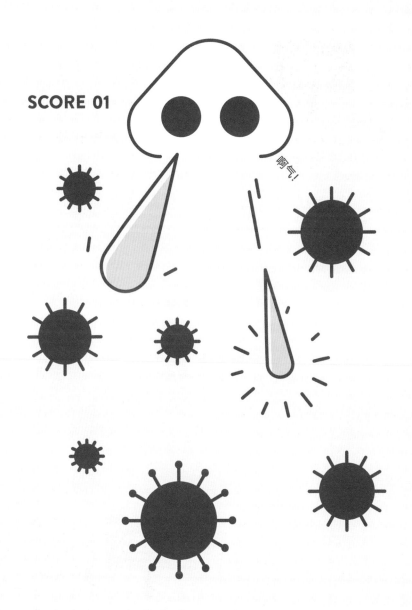

Q16.

挖鼻屎的人是不是更容易生病？

鼻腔位于人面部的三角区，鼻腔面部三角区的静脉血管内无瓣膜，挖鼻屎一旦引起局部感染并深入血液，可以引起严重的颅脑并发症。

A16.

Q17.

医院有提供鼻屎清洁的地方吗？

医院可以提供洗鼻。如果是清洗鼻腔分泌物，在家中可以用盐水做简单的清洗。

鼻腔分泌物是一种疾病的症状，通常医院会治疗引起这种症状的疾病，例如鼻炎等鼻腔炎性疾病。

A17.

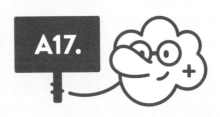

Q18.

为什么人们喜欢挖鼻屎、
吃鼻屎?

　　喜欢挖鼻屎,在我看来是个人习惯喜好,如果非要解释,可能是因为鼻孔内含有很丰富的感受器,挖鼻孔可以产生刺激大脑的效果。

　　有些家长会问,孩子喜欢吃鼻屎,是因为身体里缺少什么微量元素吗?在我看来这也是个人癖好,好奇心会驱使人们去吃鼻屎。

A18.

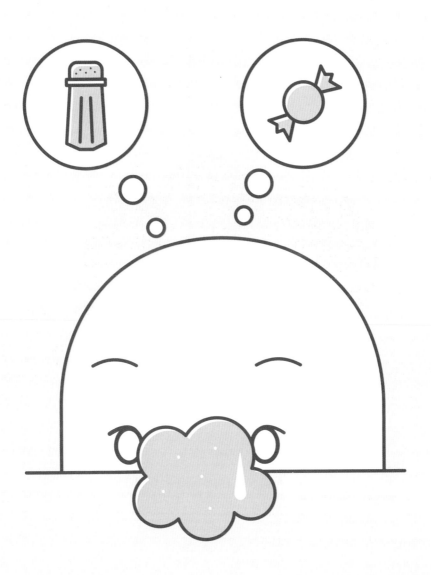

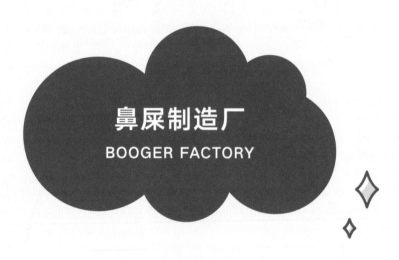

鼻屎制造厂
BOOGER FACTORY

鼻屎是怎么在我们的身体里产生的？这需要鼻子自身以及外界的共同努力，一环扣一环。

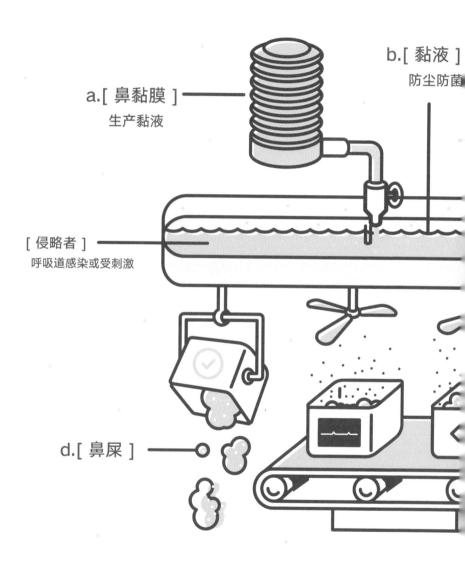

a.[鼻黏膜]
生产黏液

b.[黏液]
防尘防菌

[侵略者]
呼吸道感染或受刺激

d.[鼻屎]

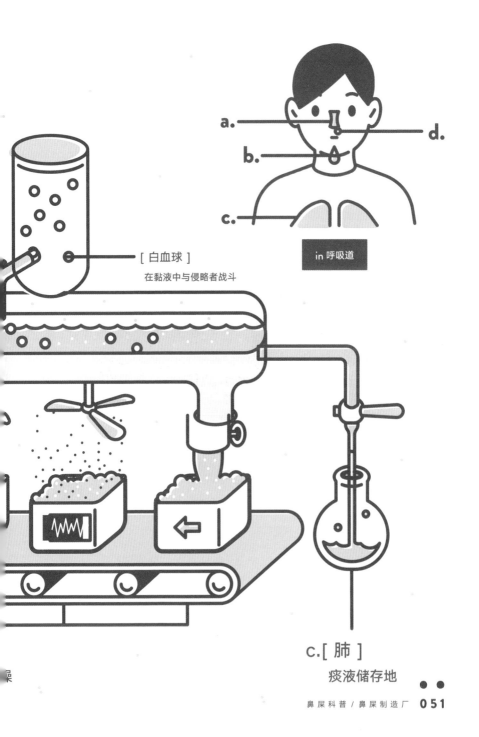

a.

b.

d.

c.

in 呼吸道

[白血球]

在黏液中与侵略者战斗

c.[肺]

痰液储存地

鼻屎色表

COLOR CHART

不同温度、不同主体生产出来的鼻屎的颜色都是不同的。不同的颜色对应的身体状况也是不同的。我们可以通过小小的鼻屎来判断身体上的一些小问题。

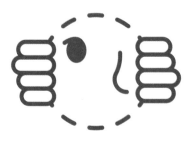

你可以把刚挖出来的鼻屎与书中的颜色作比较，
但是不要把书弄脏哦。

01
干净色系

★ ★ ★ ★ ☆

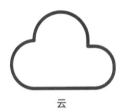

云

02
白色色系

★ ★ ★ ★ ☆

冷

干干净净的鼻孔一定程度上减轻呼吸道的负担。并且在外观形象上来说起着重要的作用。

鼻屎呈白色，如果很多，伴随鼻涕可判断为鼻炎或着凉，鼻腔被细菌感染。

可能是教师吸入过多粉笔末。

可能是摄入过多牛奶。

03

红色色系

☆ ☆ ☆ ☆ ☆

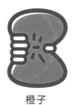

橙子

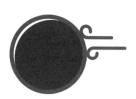

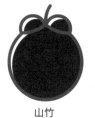

山竹

鼻屎呈红色多为鼻屎伴随着鼻血，可能是鼻黏膜干燥所致。

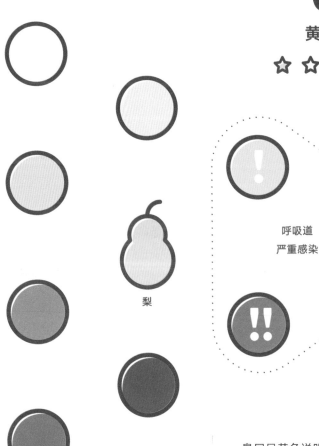

04

黄绿色系

☆ ☆ ☆ ☆ ☆

梨

呼吸道
严重感染

鼻屎呈黄色说明脾胃热盛，伴随着上火、感冒或鼻炎。

鼻屎呈黄绿色伴随着舌红、苔黄、头痛、头晕、交替性鼻塞或失眠。

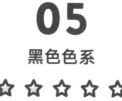

05

黑色色系

☆☆☆☆☆

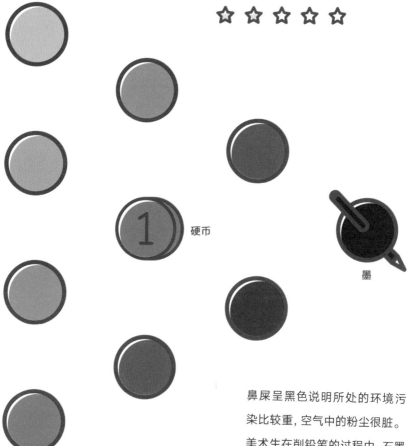

硬币

墨

鼻屎呈黑色说明所处的环境污染比较重，空气中的粉尘很脏。美术生在削铅笔的过程中，石墨的粉末会被吸入到鼻孔中。

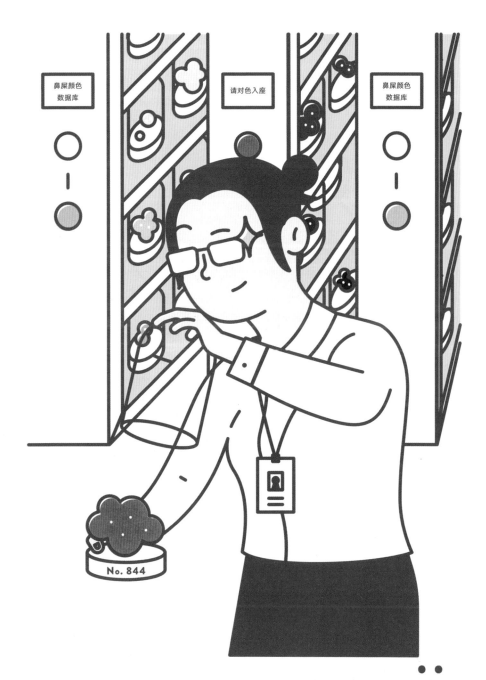

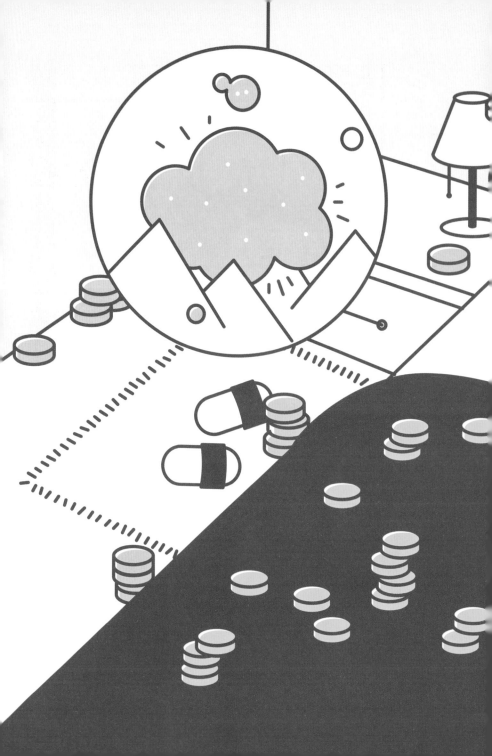

扫我
有惊喜

关于鼻屎的冷知识 1

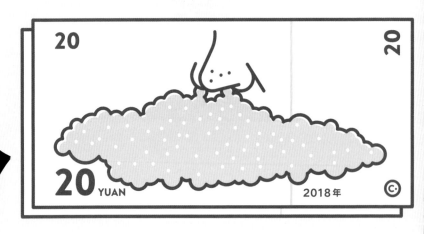

在梦境占卜中，"鼻屎"梦通常被视为发财梦。

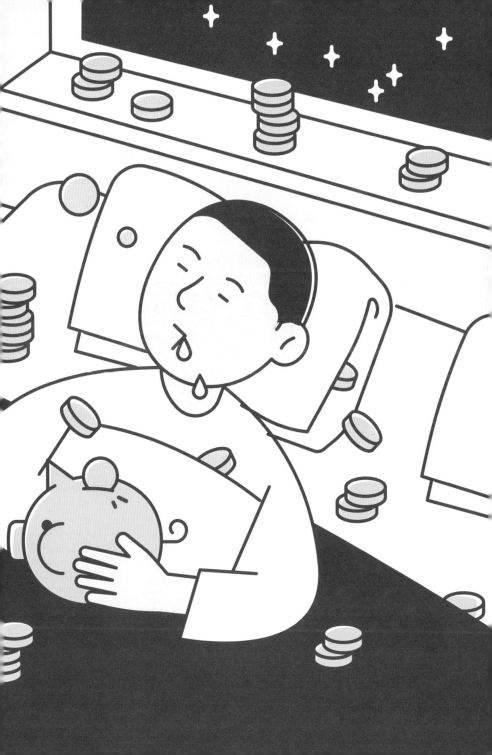

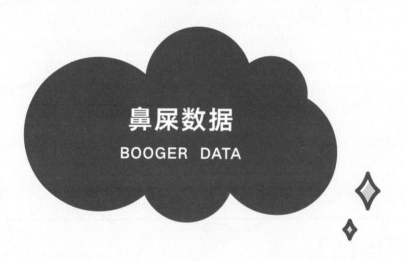

鼻屎数据

BOOGER DATA

关于鼻屎的客观的大数据以及小数据，都可以让你更了解鼻屎在我们所处的大空间所扮演的身份以及占据的体量。

一个健康人的鼻子每天要处理 **2000** 毫升的鼻涕，相当于两瓶牛奶。

鼻腔黏膜上长着纤毛，这些纤毛会从前向后摆动，鼻涕也就被往后送到咽部。

因为鼻腔和食道是相通的，所以绝大部分的鼻涕都被我们不知不觉地吞咽下去了，回到体内。

大概有一半我们会自己吞下去。

普通状态下看不到，就感觉不到它从鼻腔流出来了。

About
2000ML

我们自己喝下一半

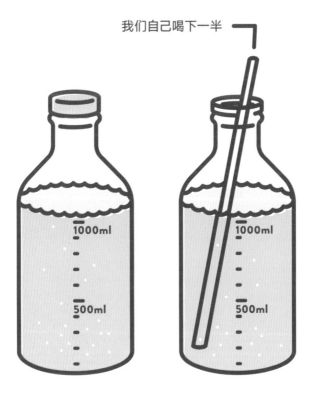

打喷嚏的现象是指在将进入鼻腔的异物驱赶时出现的一种无意识的"反射"。

异物进入以后，位于鼻黏膜上的三叉神经向作用于肺部的呼吸肌肉发出指令，猛烈地排出空气将异物驱逐出境。

打喷嚏时，鼻屎冲出鼻腔的速度可高达100迈左右。

About
100MPH

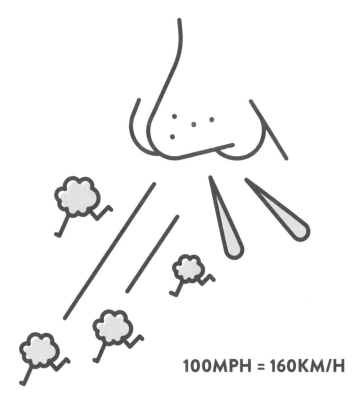

100MPH = 160KM/H

一个成年人，一年可以挖到约 **40m³** 的鼻屎。

三个成年人一年挖的鼻屎就可以填满一整节快速列车车厢。一个六十人左右的班级一年挖的鼻屎就可以坐上一列快车出去兜兜风了……

About
40m^3

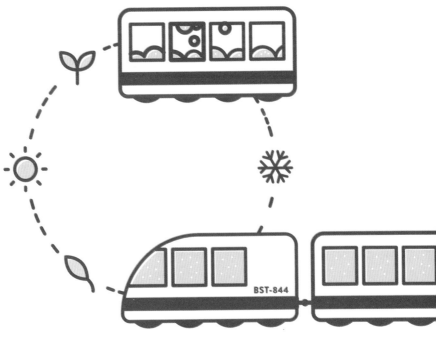

40m^3=40000L

大家小时候应该都有过吃鼻屎的经历。

然而只有 **50%** 的人承认自己曾经吃过
鼻屎。

抛开吃鼻屎是否健康这回事，不管怎么
样，这对大多数人来讲都是比较不愿意谈
及的事情。

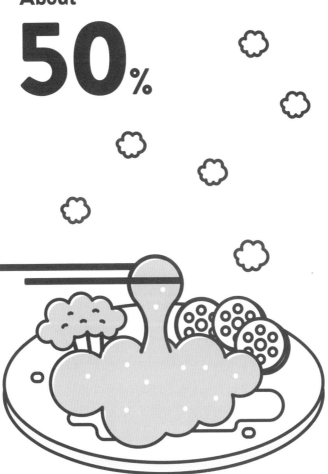

About

50%

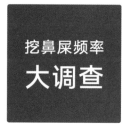

ABOUT 青少年

4 次 /DAY

100%

　　挖鼻孔行为的官方医学术语叫做"强制性挖鼻综合症"（Rhinotillexomania）。

　　印度国家精神卫生和神经科学研究所的 Chittaranjan Andrade 博士和 Srihari 博士对挖鼻孔行为进行了更深入的研究。他们认为和成年人相比，这些习惯性的行为在儿童和青少年身上更为普遍，Andrade 和 Srihari 总共对 200 个青少年的数据进行了统计，几乎所有的孩子都承认他们有挖鼻孔的习惯，平均每天 4 次。

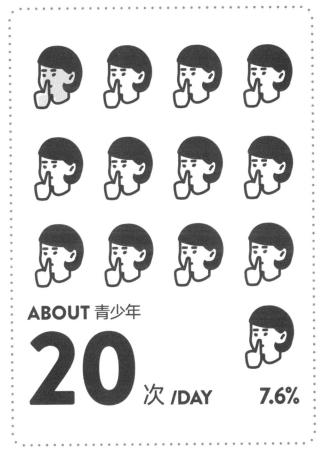

ABOUT 青少年

20 次 /DAY　　7.6%

只有 7.6% 的学生说他们每天会把手指伸到鼻孔里至少 20 次。

差不多 **20%** 的学生认为他们有"严重的挖鼻孔问题"。大部分人说他们这样子做是为了缓解鼻子发痒和清除鼻子里的脏物，但也有 **24** 人（**12%** 的人）承认他们挖鼻孔仅仅是觉得舒服。

对这种行为的解释：这可能包含着因为"清洁"行为而获得简单满足感和鼻子很容易够着的事实。

换句话说，我们挖的原因是因为"它就在那儿"，而且"挖的时候很爽"。

在 **2001** 年，Andrade 和 Srihari 因为他们的研究得到认可，被授予搞笑诺贝尔奖。

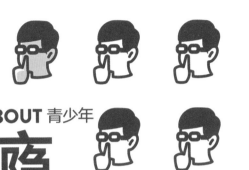

ABOUT 青少年

瘾

20%

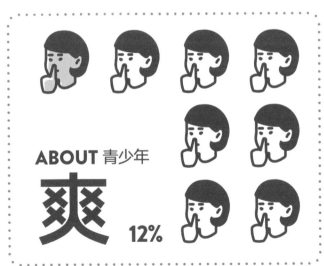

ABOUT 青少年

爽

12%

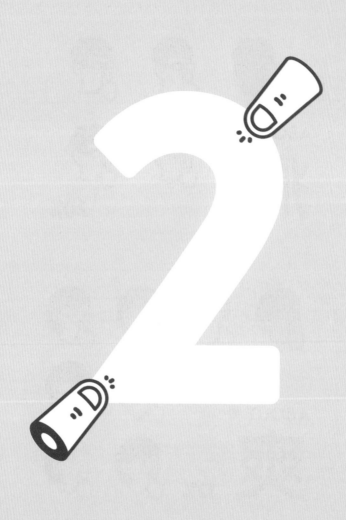

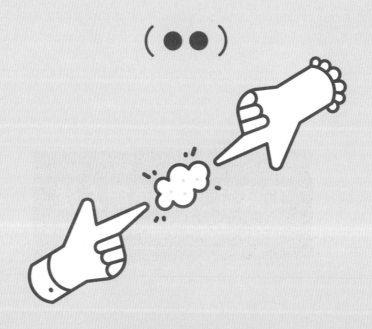

挖鼻屎指南

BOOGER GUIGE

工具套餐及使用方法

TOOL SETS AND USAGES

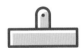

　　挖鼻屎这种行为应该当成一种正经科学的事项来研究以及评测。

　　在经过多次研究以及实践后，专家总结出 5 种科学实用套餐以供参考。

工具

手指

性价比

☆ ☆ ☆ ☆ ☆

优点

可以随时随地进行清洁行为, 方便快捷

缺点

容易给他人带来麻烦

超值套餐

A

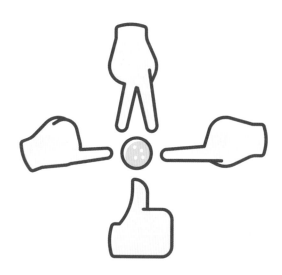

使用方法

STEP 1.

将鼻屎从鼻孔中挖出

STEP 2.

任意两指搓捏成任意形状（球形、方形等）

STEP 3.

将它涂抹在某些地方，或顺手弹出去

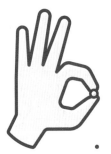 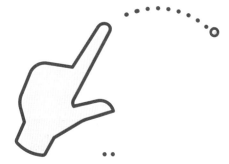

工具

手指 + 手帕纸 / 手帕

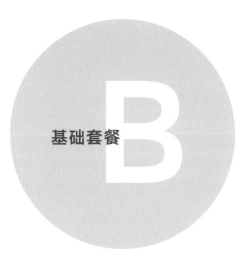

基础套餐 **B**

亲民度

★ ★ ★ ★ ☆

优点

在外不会给他人带来麻烦

理性地清洁个人卫生

清洁起来更加优雅

缺点

没带手帕纸 / 手帕怎么办呢？

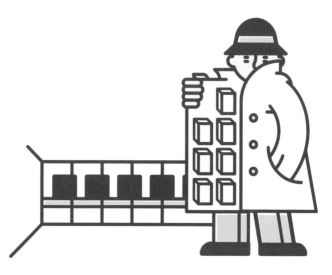

使用方法

STEP 1.

将鼻屎慢慢地从鼻孔中挖出

隔着手帕纸将手指塞入鼻中

STEP 2.

将挖出的鼻屎擦到手帕纸上

将手帕纸揉成一团

STEP 3.

结束整理仪表

将手帕纸丢掉

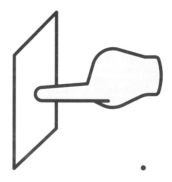

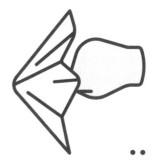

工具

手指 + 水 + 毛巾

方便度

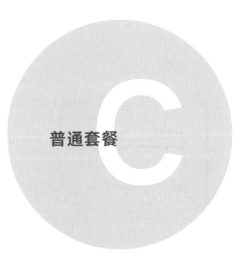

优点

早晚清理两次不但可以减少在白日
进行清理的次数，并且还是一种辅助
治疗手段

缺点

使用不当可能会引起水肿

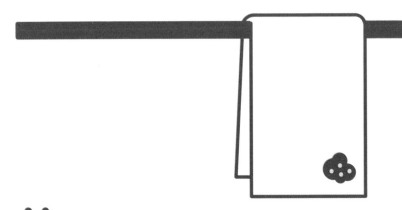

使用方法

STEP 1.

在每日早晚洗脸时, 用水顺便冲洗鼻孔

STEP 2.

用食指冲洗鼻孔上部位, 用中指冲洗鼻孔下部位

STEP 3.

用毛巾将脸擦干

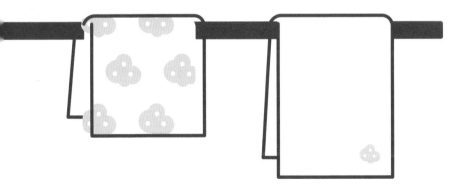

工具

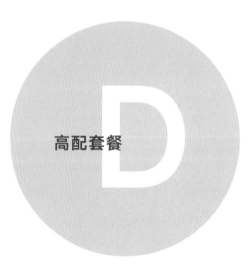

0.9% 盐水

科学性
☆ ☆ ☆ ☆ ☆

优点
盐水洗鼻不管是对普通人还是对儿童和孕妇都是安全的,可以长期使用

注意
患有过敏性鼻炎的人对于温度的变化很敏感,如果使用凉水会诱发症状

高配套餐

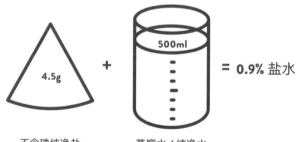

不含碘纯净盐　　　　蒸馏水 / 纯净水

4.5g + 500ml = 0.9% 盐水

使用方法

STEP 1.

严格按照比例配出 0.9% 盐水

STEP 2.

身体稍微向前倾, 并用嘴巴呼吸

冲洗时, 先把头低下来, 鼻子不能低于嘴

STEP 3.

让左鼻孔在下, 把盐水从右鼻孔灌入

水和鼻屎会从左鼻孔流出来

STEP 4.

转过头再冲洗另一侧鼻腔

STEP 5.

洗完鼻子后, 保持身体稍微向前倾

然后用鼻子呼气把鼻内剩余的水呼出

不要太大力, 防止水进入耳中

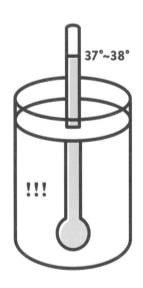

顶级套餐 **E**

工具

电动洗鼻器 / 大容量医用注射器
鼻腔喷雾瓶 / 瑜伽洗鼻壶

豪气值

☆ ☆ ☆ ☆ ☆

优点

新科技产品

使挖鼻屎这件事情变得更加专业

可以搭配 0.9% 盐水使用

缺点

费用较高

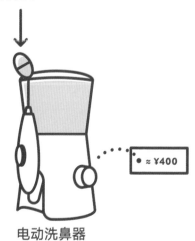

≈ ¥400

电动洗鼻器

使用方法

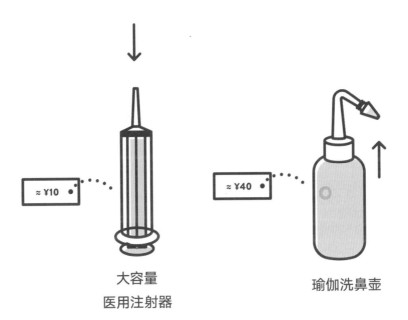

≈ ¥10

大容量
医用注射器

≈ ¥40

瑜伽洗鼻壶

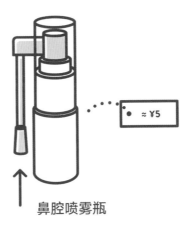

≈ ¥5

鼻腔喷雾瓶

如何充分用利一张手帕纸

HOW TO MAKE FULL USE OF A PIECE OF TISSUE

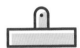

对于挖鼻屎的狂热爱好者来说，一张手帕纸可以承载着许许多多的可能性。

（可参考右侧方法进行尝试）

A. 螺旋式折叠

方便手指使用

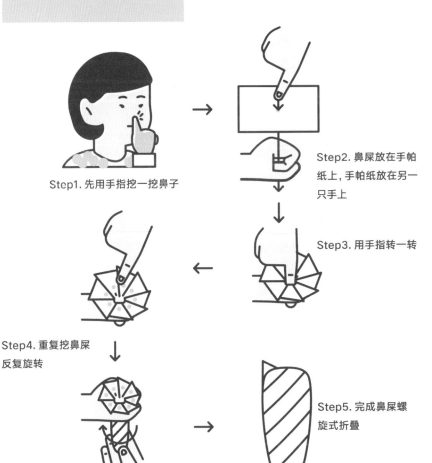

Step1. 先用手指挖一挖鼻子

Step2. 鼻屎放在手帕纸上, 手帕纸放在另一只手上

Step3. 用手指转一转

Step4. 重复挖鼻屎反复旋转

Step5. 完成鼻屎螺旋式折叠

（可参考右侧方法进行尝试）

B. 十六分式折叠

方便直接使用

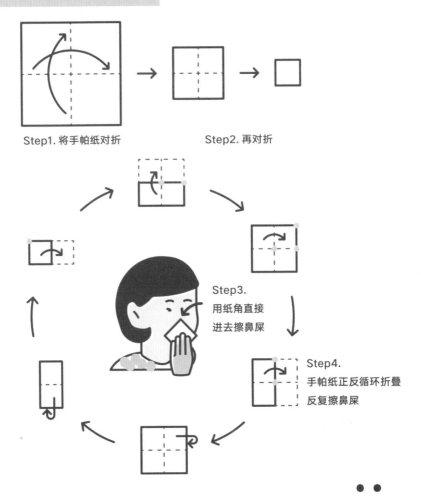

Step1. 将手帕纸对折

Step2. 再对折

Step3.
用纸角直接
进去擦鼻屎

Step4.
手帕纸正反循环折叠
反复擦鼻屎

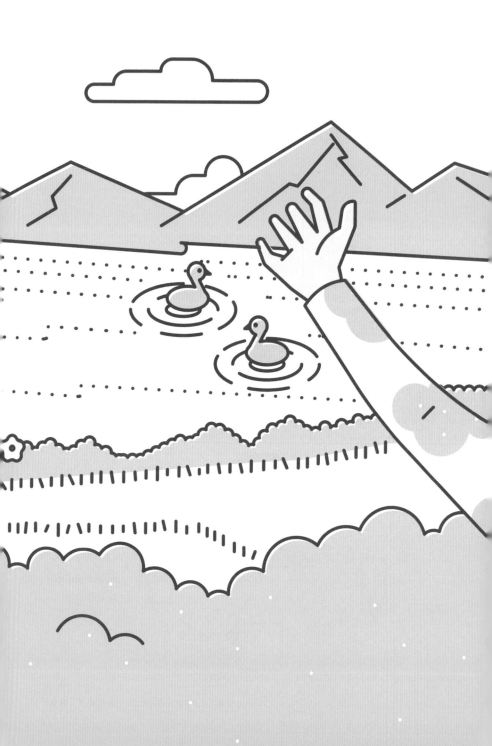

关于鼻屎的冷知识 2

挖鼻屎时
情感环节

A. 好好享受鼻屎被挖出那瞬间的丝丝
入扣的通畅感

B. 享受中不忘看一眼手指上的那阻挠
呼吸的一坨

C. 用手帕纸 / 手帕擦掉

D. 回味鼻腔内通畅的快感

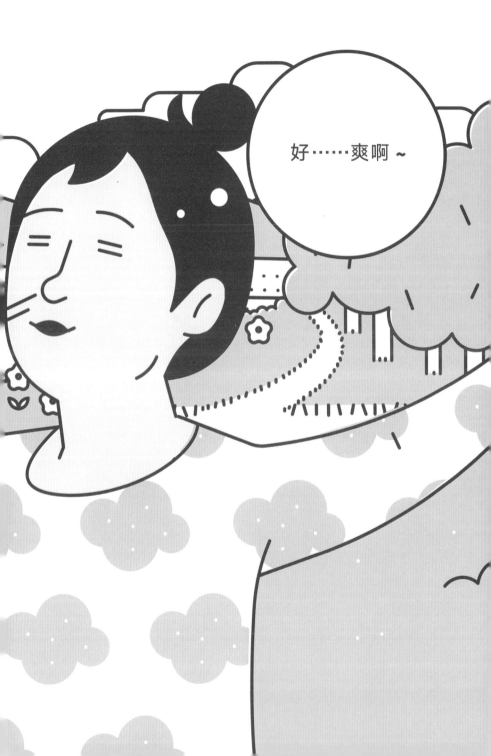

3

BOOGERS IN NOSE

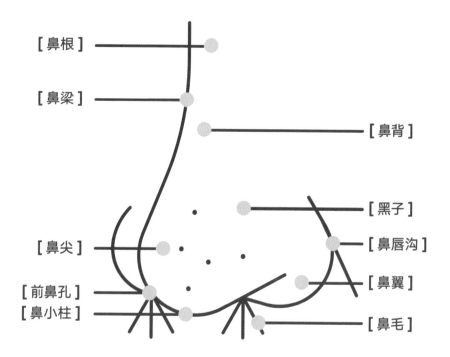

[鼻根]

[鼻梁]

[鼻背]

[黑子]

[鼻尖]

[鼻唇沟]

[前鼻孔]

[鼻翼]

[鼻小柱]

[鼻毛]

PART B. 鼻型大全

鼻型是人类学中一项重要的性状特征，鼻子的形状大多是先天就固定的。

对于鼻屎来说，越宽敞整洁的家越适宜居住，所以有些鼻子天生就适合鼻屎居住。

看看你属于哪种鼻型？

鼻梁稍有突出曲线

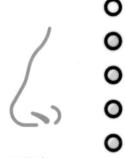

性格鼻

鼻尖朝上

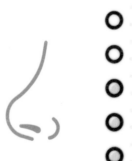

孩子鼻

鼻形具有明显的菱角状

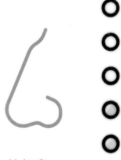

抬杠鼻

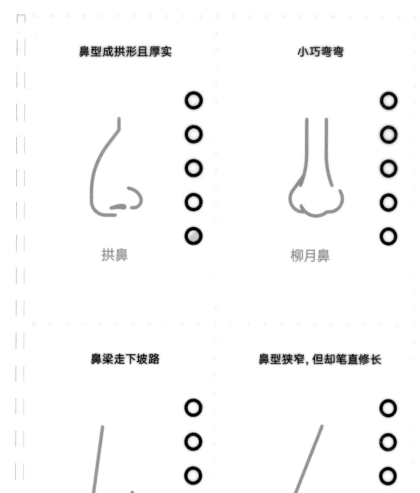

鼻型成拱形且厚实

拱鼻

小巧弯弯

柳月鼻

鼻梁走下坡路

下坡路鼻

鼻型狭窄，但却笔直修长

艺术鼻

鼻子扩且长，准头稍屈曲于下

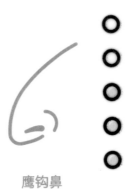

鹰钩鼻

鼻梁骨张、修长且隆起突出

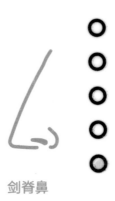

剑脊鼻

鼻子中间微微隆起出现竹节状

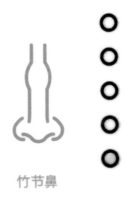

竹节鼻

鼻孔朝上，鼻孔露得多

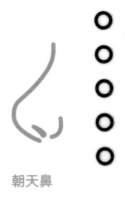

朝天鼻

山根端秀，鼻梁高低弯曲较适度

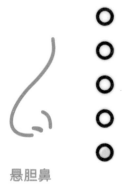

悬胆鼻

鼻梁宽大，鼻翼大

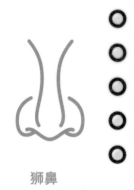

狮鼻

侧看鼻梁起节，正看左歪右斜

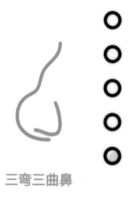

三弯三曲鼻

鼻头圆且大，像气球

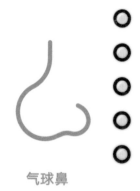

气球鼻

扫我
有惊喜

关于鼻屎的冷知识 3

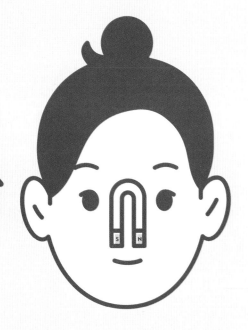

鼻孔代表积聚财富的能力

鼻翼大且鼻孔大的面相，做事魄力足，财运大而且运用自如。

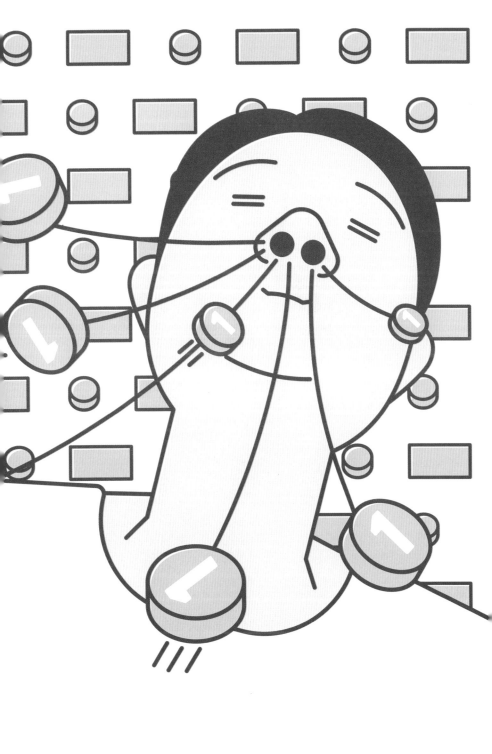

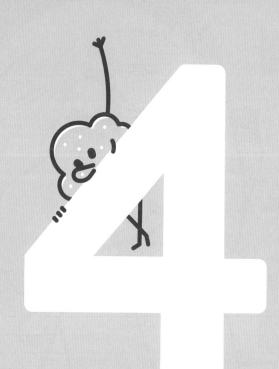

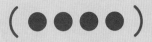

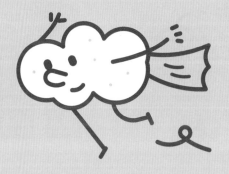

生肖鼻屎达人

BOOGER MASTERS OF TWELVE ZODIAC

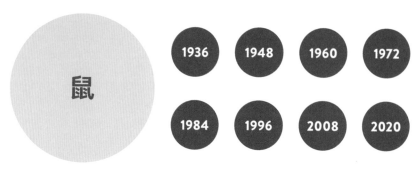

鼠

1936　1948　1960　1972

1984　1996　2008　2020

知名代表人物

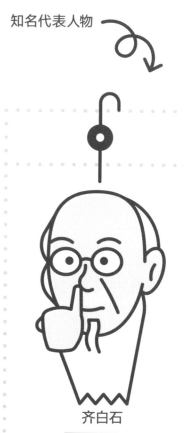

齐白石

达人指数

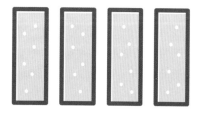

　　属鼠的人勤奋、积极进取、意志坚如铁，不达目的，绝不罢休，总是死命地把食指深入鼻孔中。

　　他们不在乎挖鼻屎时的天时地利人和，只是不顾一切想挖就挖。所以属鼠的人不但有得天独厚的天赋，还有后天的认真努力。

　　属鼠的人大多天生灵巧，爱储存，所以掌握多种挖鼻术，并且私藏着多种形态的鼻屎。

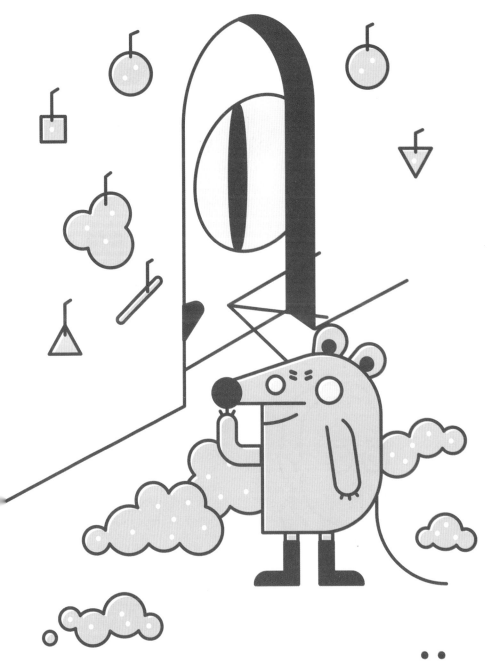

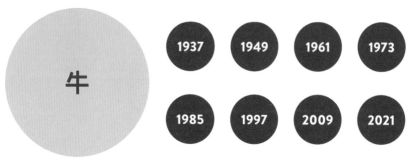

牛

1937　1949　1961　1973

1985　1997　2009　2021

知名代表人物

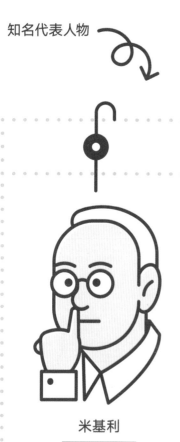

米基利

达人指数

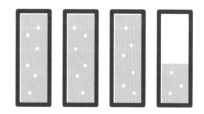

　　属牛的人做事普遍小心谨慎、脚踏实地,行动缓慢,有稳扎稳打的习性。属牛人是安静的,有很强的道德观和尊严,他们不会投机取巧,要获取想要的东西,都会靠自己的努力。

　　在外观上有最适合挖鼻屎的形貌。

　　属牛的他们通常高大且壮实,手指会很粗,但相对鼻孔也会很大,因此挖鼻屎难不倒他们,性情耐性十足,可以挖上一整天。

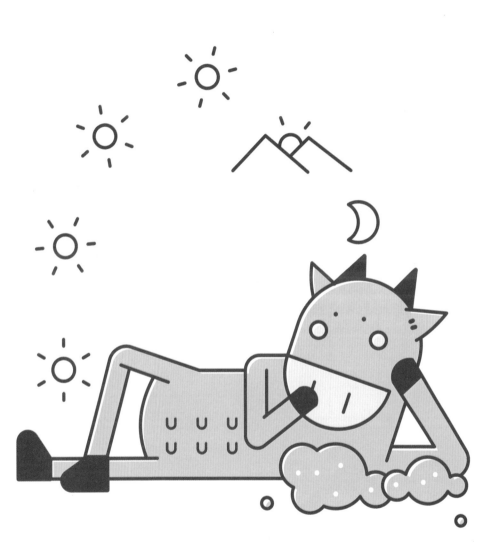

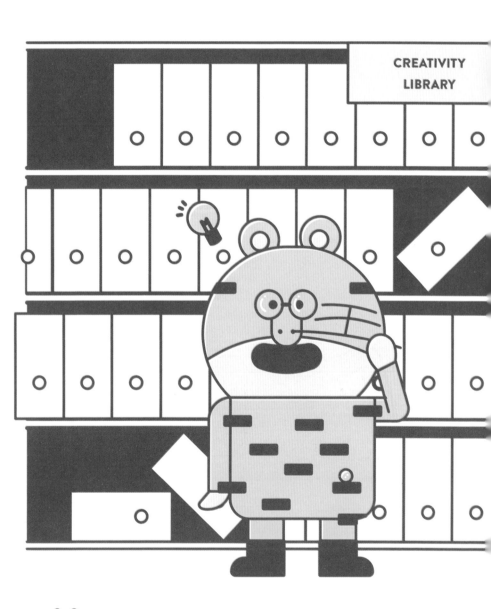

CREATIVITY
LIBRARY

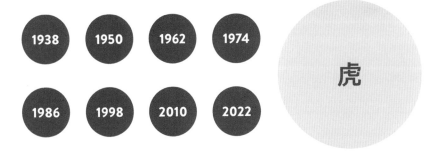

虎

1938 1950 1962 1974
1986 1998 2010 2022

达人指数

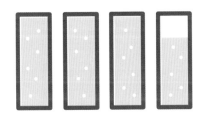

知名代表人物

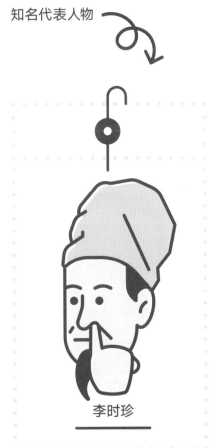

李时珍

属虎的他们认为自己是创新的人，不喜欢随现实的潮流，是挖鼻屎属相的中流砥柱，他们经常会以鼻屎发挥创意，许多富有创造力的从业者都是属虎的。

同时属虎的他们也很霸权主义，要牢牢掌控挖鼻屎当中的主动权。

但是属虎的人容易骄傲任性，会在他人面前炫耀自己挖出的厉害的鼻屎，容易遭人妒忌。

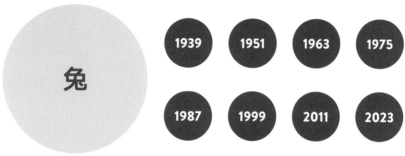

兔

1939 1951 1963 1975

1987 1999 2011 2023

知名代表人物

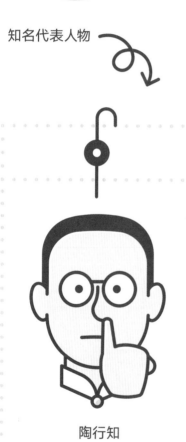

陶行知

达人指数

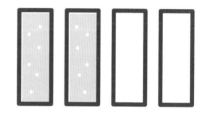

　　属兔的感性重过理性, 比较偏执, 比较极端, 要么爱, 要么不爱。

　　爱的甚至会把挖出的鼻屎贴到鼻尖, 锲而不舍, 仔细研究。不爱的即使挖到的鼻屎和其他人一样多, 也知道挖鼻屎的必要性, 但依旧一点提不起兴趣。

　　属兔的他们挖鼻屎时心不甘情不愿, 勉为其难去做, 即便和其他人一样有成就,也丝毫不能吸引他们。

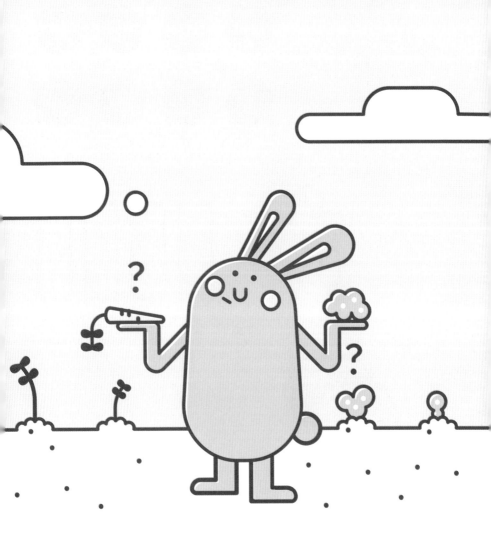

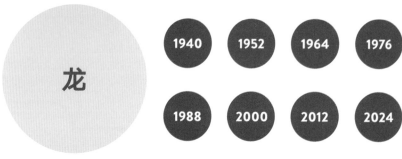

龙

1940　1952　1964　1976

1988　2000　2012　2024

知名代表人物

达人指数

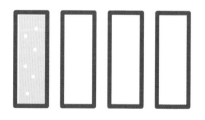

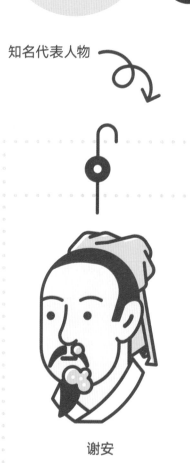

谢安

属龙的他们虽有善辩的口才，但就算被别人误会也懒得去解释。

不要问为什么，就是不爱解释。因为他们讨厌冲突，也不喜欢惹恼旁人。

懒惰是属龙的人的不良习惯。对鼻屎也完全懒得去处理。因此如果对面的人带着鼻屎现身，那他十之八九是属龙的人，他就是懒得如此随意。

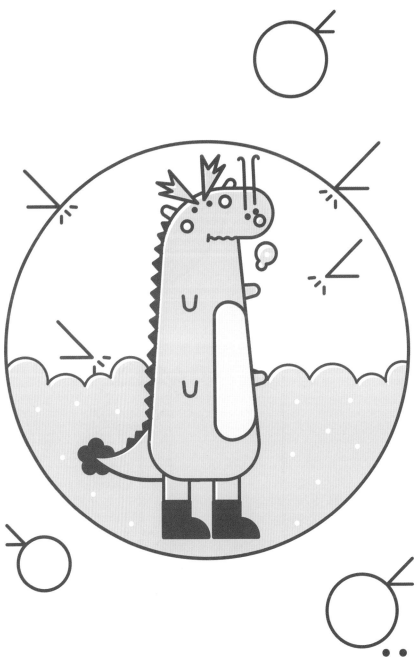

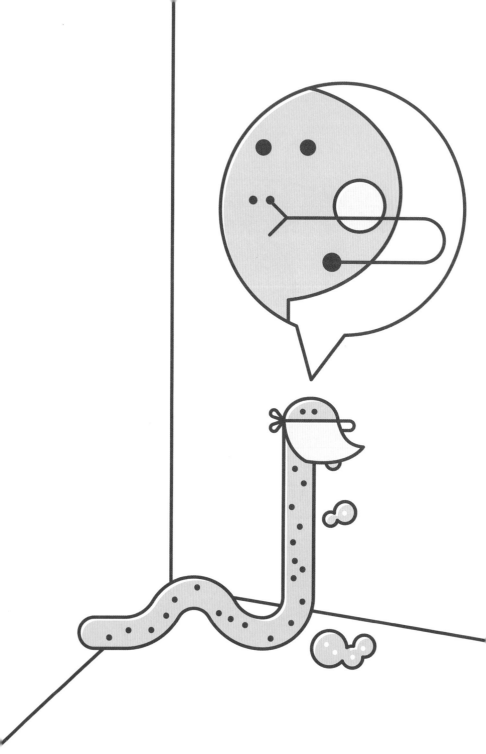

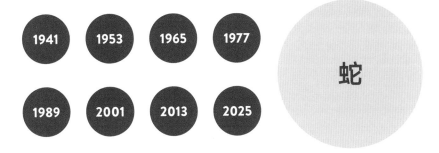

1941 1953 1965 1977
1989 2001 2013 2025

蛇

达人指数

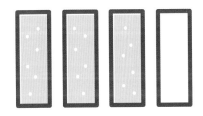

属蛇的他们具有天生特有的智慧,受生活中所有完美的东西吸引。

他们鼻内的鼻屎留不了多久,只要鼻屎处于不太硬又不太软的状态下就会马上动手取出。

但同时他们给人的形象是谈吐斯文,举止优雅,所以可能会躲到角落或用手帕遮住脸大挖特挖,或是在被别人发现行动时,以"我鼻子好痛哦"作为借口。

知名代表人物

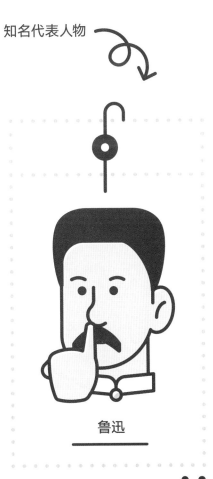

鲁迅

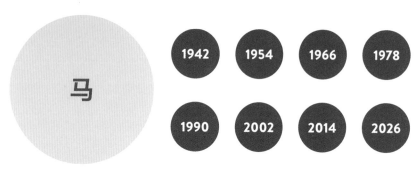

马

1942　1954　1966　1978

1990　2002　2014　2026

知名代表人物

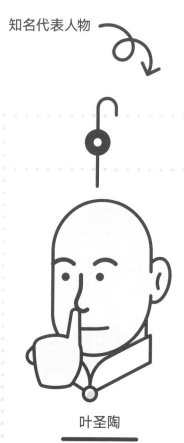

叶圣陶

达人指数

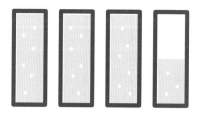

属马的人为人豪爽，对任何事都很坦率。但是在他们的字典里，除了以上，"自由"和"自我"占据了剩下的全部。就频率而言，你时刻都可能会看到他们在挖鼻屎，因为他们完全受不了束缚，所以可能看见到处行走的挖鼻屎的他们。

属马的他们不但一路挖到黑，自我的他们还会把鼻屎擦到别人的头发和衣服上。

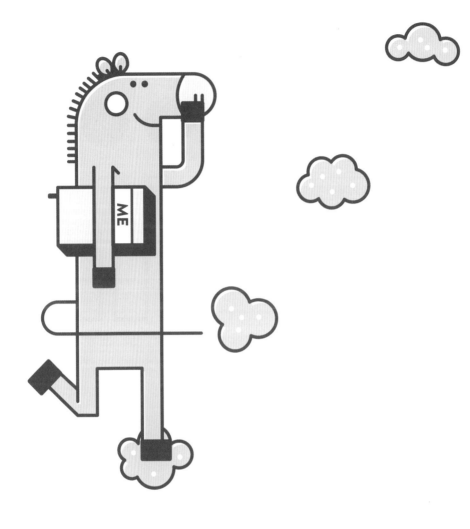

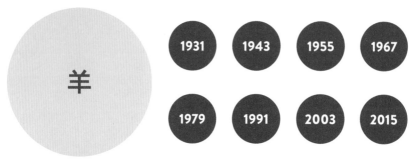

羊

1931 1943 1955 1967
1979 1991 2003 2015

知名代表人物

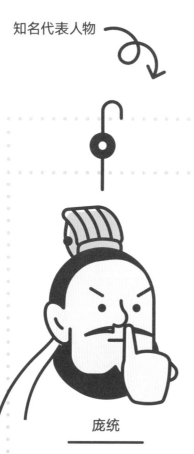

庞统

达人指数

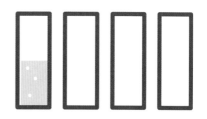

　　属羊的他们性格平和，在柔顺静穆的同时，也具有极强的忍耐力。这些特质淋漓尽致地体现在对待鼻屎上。

　　他们开始动手想要挖掘时，鼻屎已经结块硬化了。巨大的鼻屎就会长久地卡在鼻子里。

　　但同时，属羊的他们耐性又十足，在不打扰其他人的情况下，和巨大的鼻屎抗争到底，结果却是愈发地引人注目。

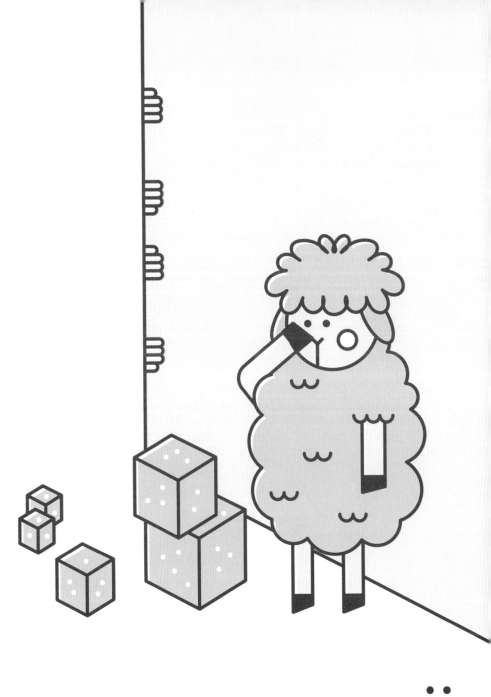

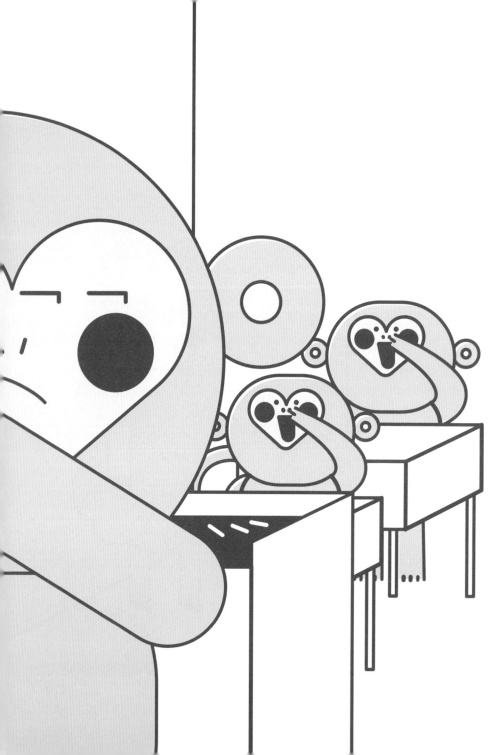

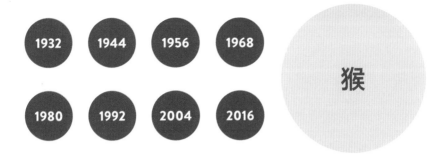

1932 1944 1956 1968
1980 1992 2004 2016

猴

达人指数

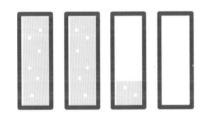

知名代表人物

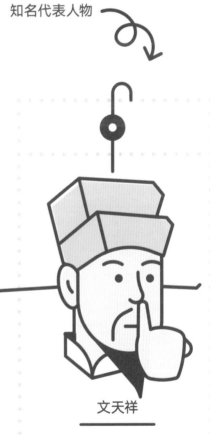

文天祥

属猴的他们活泼好动、聪明机智，思维灵敏且擅长随机应变，绝不会放弃任何一个秘密挖鼻屎的机会。

不论是在食堂排队用餐时，或是排队结账时，甚至是上课中老师转身在黑板上写字时，只要有机会，属猴的他们便会以迅雷不及掩耳盗铃之势，将手指放入鼻孔中，尽情地挖起来。

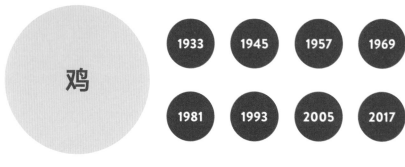

鸡

1933　1945　1957　1969
1981　1993　2005　2017

知名代表人物

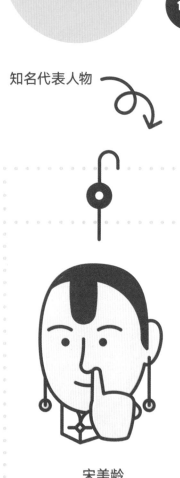

宋美龄

达人指数

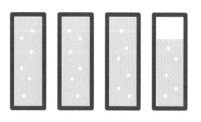

　　属鸡的他们十分精明强干，对理论性强的问题都非常敏感，做事很极致，爱一件事情狂热起来呼吸都会忘了。

　　他们不但喜欢不停地去挖掘，也对抽丝剥茧十分痴迷，因此手指头都牢牢粘住鼻孔。

　　与此同时，属鸡的他们的话非常多，非常喜欢分享自己的技巧和感受，希望达到口口相传的效果。

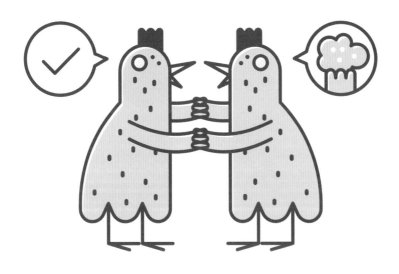

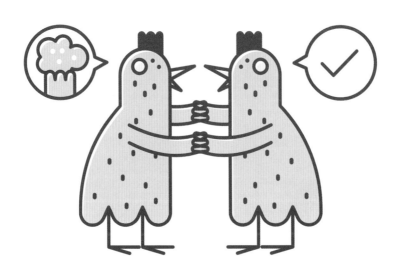

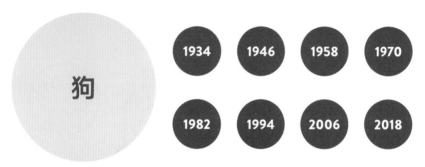

狗

| 1934 | 1946 | 1958 | 1970 |
| 1982 | 1994 | 2006 | 2018 |

知名代表人物

达人指数

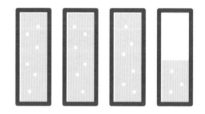

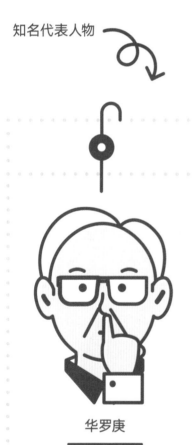

华罗庚

属狗的他们直率、诚实、勤奋好学，做事全力以赴。

因此他们喜欢向其他人虚心请教挖鼻屎的绝技，即使这样也不会脸红，得到传授之后会日以继夜地研究、钻研，从而使自己可以在挖鼻屎的这条道路上完成一个质的飞跃。

同时属狗的他们聪明又极有胆量，能举一反三，创造出更多的挖鼻屎的绝佳技能。

扫我
有惊喜

LEVEL 7

LEVEL 6

LEVEL 5

LEVEL 4

LEVEL 3

LEVEL 2

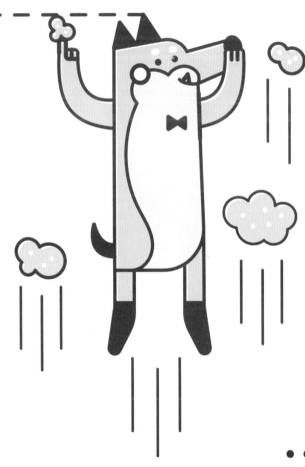

生肖鼻屎达人 **135**

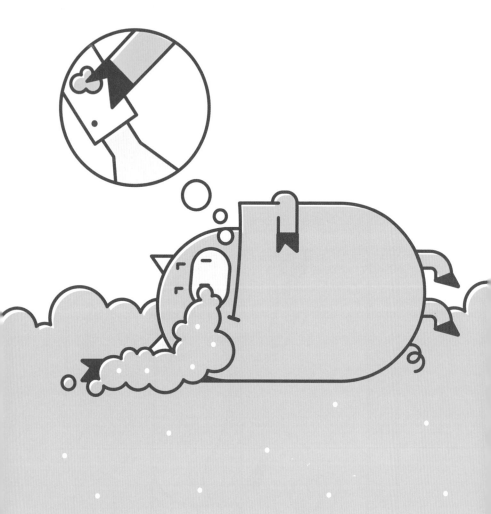

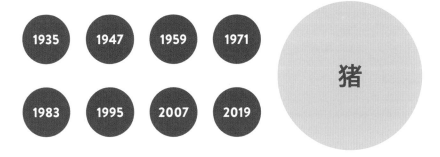

1935　1947　1959　1971

1983　1995　2007　2019

猪

达人指数

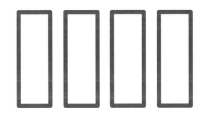

知名代表人物

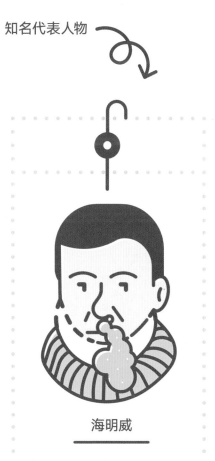

海明威

属猪的他们害怕孤单，喜欢依赖别人，往往拖着鼻涕，却忘记带手帕，就会用自己或其他人的袖子来擦。

他们对自己的鼻屎浑然不觉，常靠别人提醒。如果有人指教，便会有杰出的表现。

属猪的他们就像一头沉睡的雄狮，如若醒来，不依赖他人就能实现自己的野心。但是……他们什么时候才能够醒来呢？

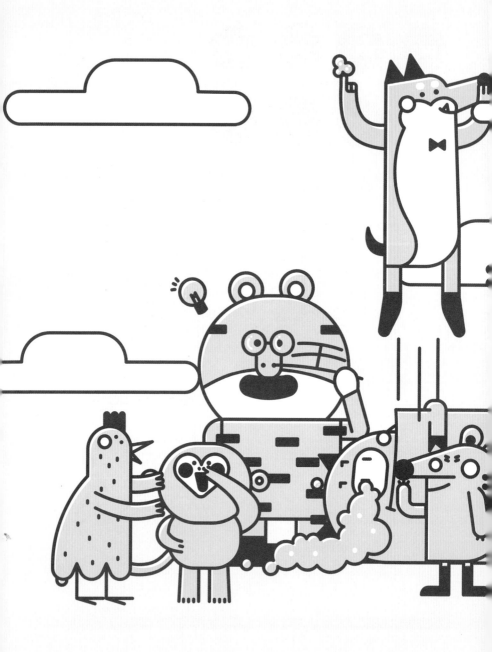

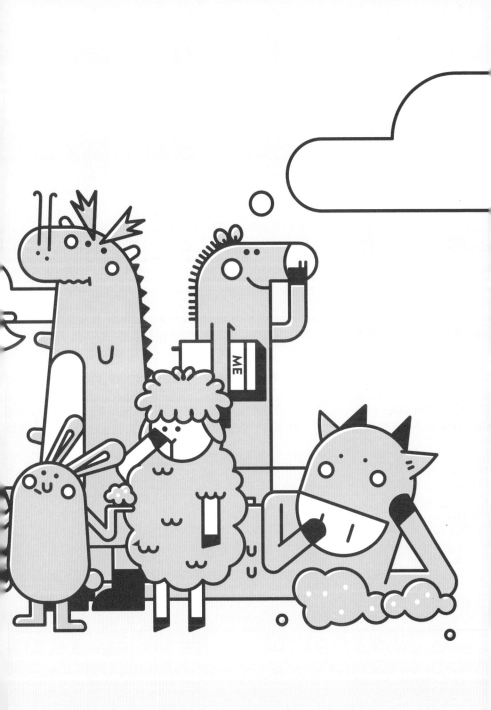

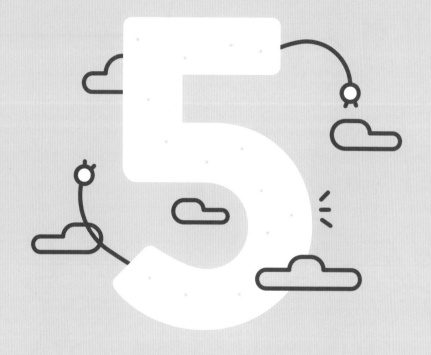

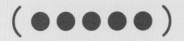

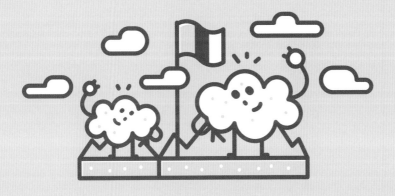

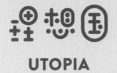

UTOPIA

鼻屎理想国自人类产生的那一刻就存在了。国旗以鼻屎基础三色构成,体现了鼻屎们与时俱进的思想水平。

鼻屎理想国的鼻屎们充满生活气息。这里同样有排队现象,有偷窃行为,漂亮的鼻屎小姐姐们也喜欢自拍,街边也有我们熟悉的鼻师傅糕点等等……

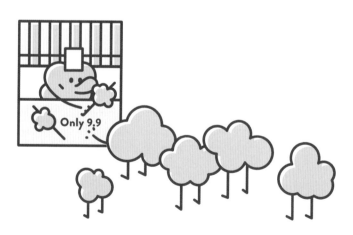

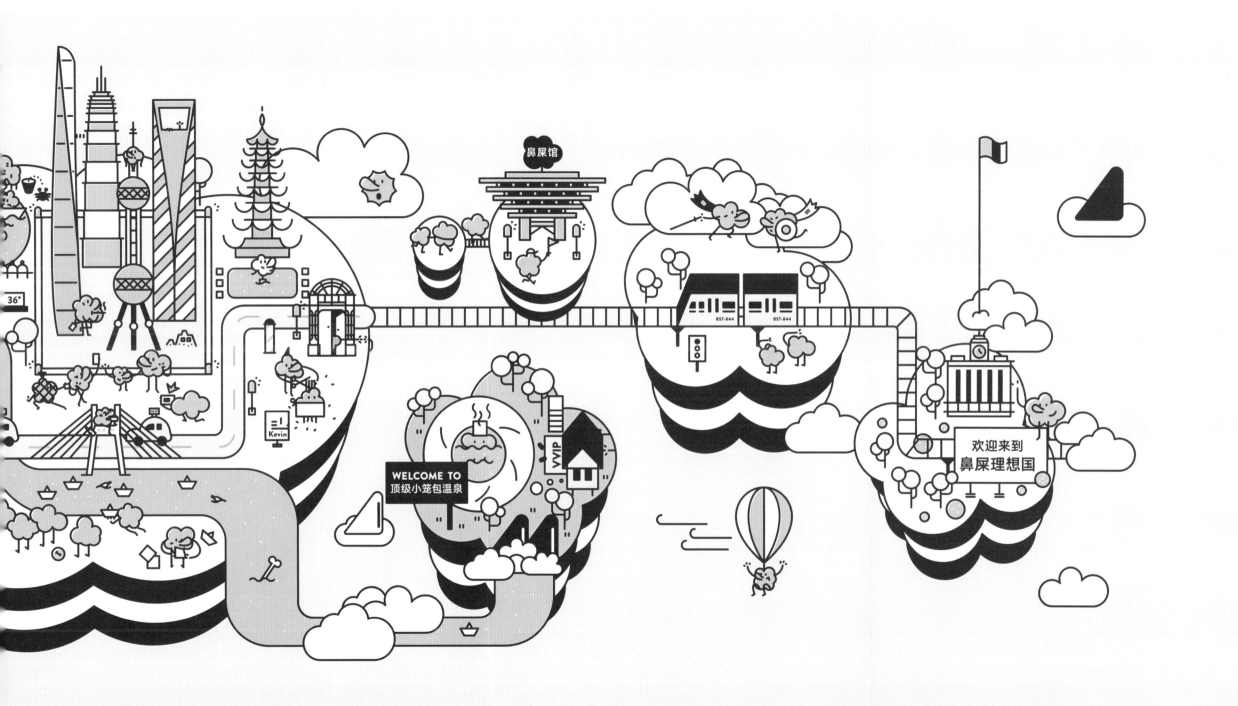

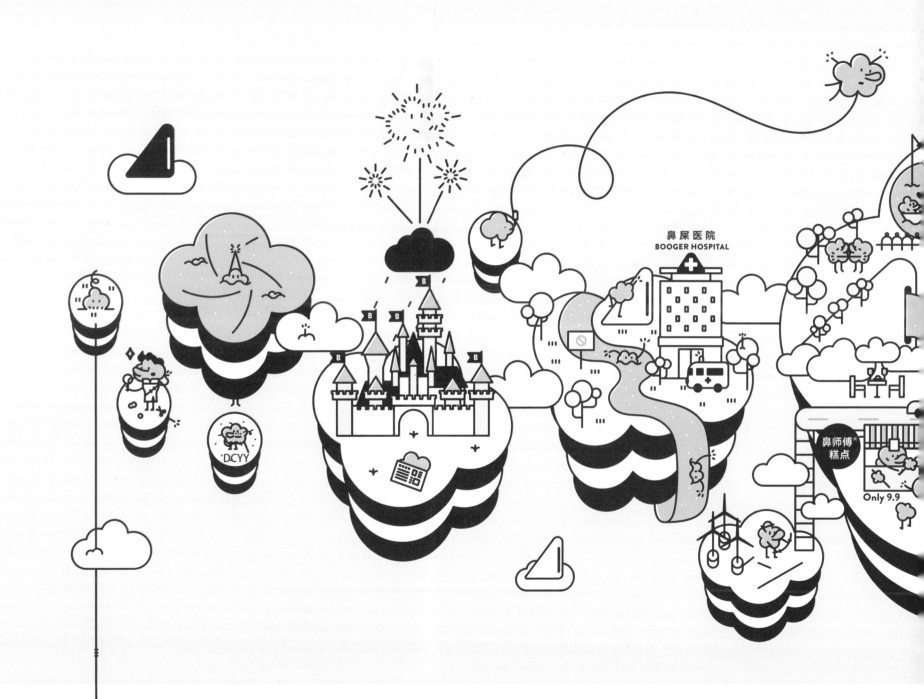

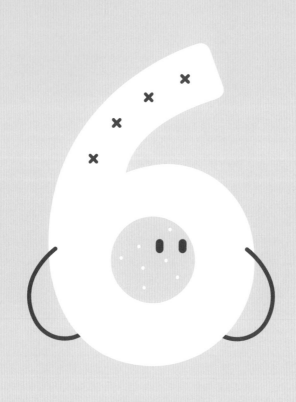

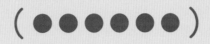

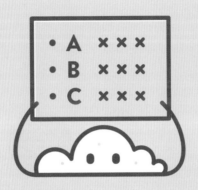

检索附录

SEARCHING APPENDIX

F.

J.

G.

K.

H.

L.

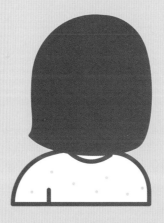

后记
POSTSCRIPT

关于这本鼻屎说

书名虽然叫《鼻屎说》，但真的不是
一本"屎"书，也不是一本专门为挖鼻屎
时看的书。

当然如果在看这本书的时候引起了
你挖鼻屎的欲望，那这也算是你赋予本书
的意义了。

我不知道接下来会不会有《耳屎说》
《眼屎说》等等……

但这本书我做得最开心哦 ^ - ^

关于资料

书中科普部分的资料信息来源于挖鼻屎界资深的网友、关于鼻屎的专业医学文献、耳鼻喉科医生姜鸿涛以及我的切身体验。

有轻微搞笑成分,内容基本真实可信。
书中鼻屎达人部分遵循中国传统属相学。

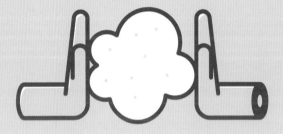

致谢
THANKS TO

要感谢

感谢人类的进化，使我们的身体可以生产出鼻屎这么有趣的东西来供我们研究。

感谢周围的朋友日以继夜地挖鼻屎来提供我做这个《鼻屎说》项目的素材。

感谢你还没有放弃，认真地读到了这个字、字、字……

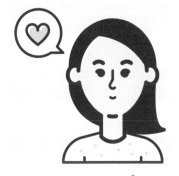

正经地要感谢

感谢钱祯老师肯定了我这个无聊又有趣的选题，以及在创意和设计上的帮助。

感谢出版社对我这本"重口味"书稿的肯定，并给予出版。

谢谢我自己坚持做下来了这本书。

谢谢所有。

未完待续 ...
TO BE CONTINUED...

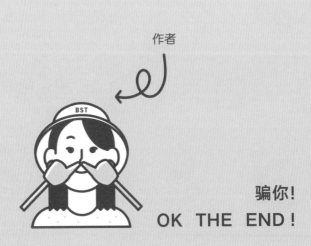

作者

骗你!
OK THE END!

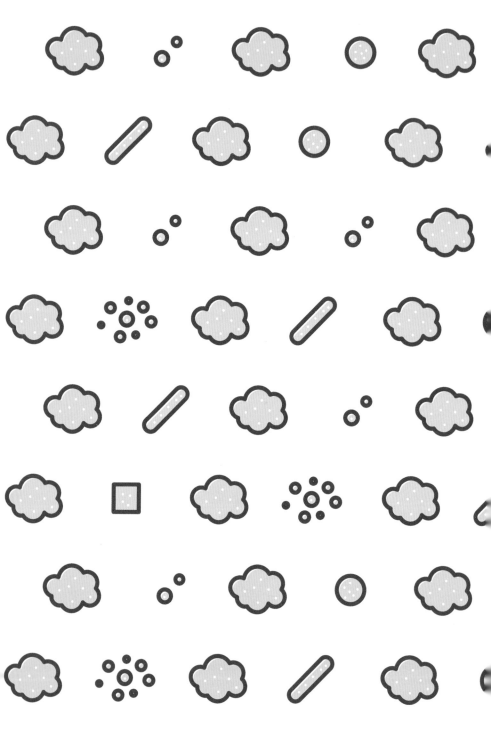

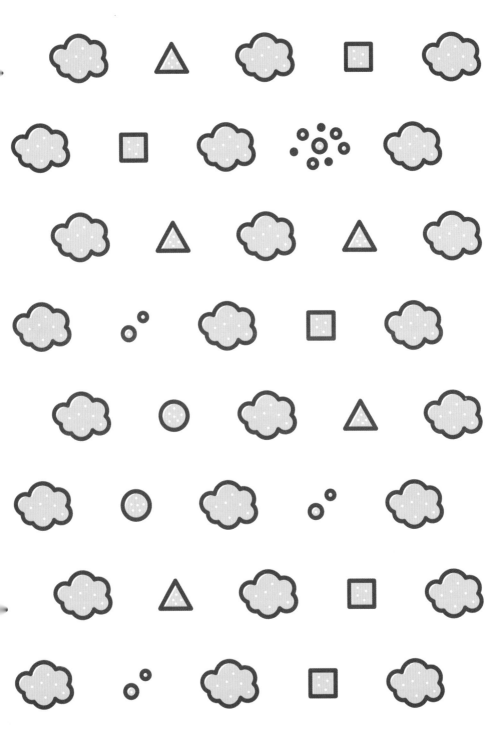

图书在版编目（CIP）数据

鼻屎说 / 彭炜然著 .- 上海：上海文艺出版社 .2018.7
ISBN 978-7-5321-6572-8

Ⅰ.①鼻… Ⅱ.①彭… Ⅲ.①人体生理学－排泄生理学－普及读物
Ⅳ.① R334-49

中国版本图书馆 CIP 数据核字（2018）第 003663 号

发 行 人：陈　征

责任编辑：望　越

装帧设计：钱　禛

插图设计：彭炜然

谢谢
购买

书　　名：鼻屎说

作　　者：彭炜然

出　　版：上海世纪出版集团　　上海文艺出版社

地　　址：上海绍兴路 7 号　200020

发　　行：上海文艺出版社发行中心发行

　　　　　上海市绍兴路 50 号　200020　www.ewen.co

印　　刷：上海文艺大一印刷有限公司

开　　本：889×1194 1/32

印　　张：5.75

插　　页：10

图 、 文：176 面

印　　次：2018 年 7 月第 1 版 2018 年 7 月第 1 次印刷

I S B N：978-7-5321-6572-8/C·0058

定　　价：108.00 元

告 读 者：如发现本书有质量问题请与印刷厂质量科联系 T: 021-57780459